新型冠状病毒肺炎
心理防护知识问答

国家精神心理疾病临床医学研究中心
湖南省精神医学中心
中南大学精神卫生研究所
精神应激研究团队
编

湖南科学技术出版社

主　　审　李凌江（中南大学湘雅二医院）

　　　　　王小平（中南大学湘雅二医院）

主　　编　张　燕（中南大学湘雅二医院）

　　　　　彭红军（广州医科大学附属脑科医院）

副 主 编　张　丽（中南大学湘雅二医院）

　　　　　隋双戈（深圳市春风应激干预服务中心）

编　　委　（按姓氏笔画排序）

　　　　　马　宁（北京大学第六医院）

　　　　　王　泪（中南大学湘雅二医院）

　　　　　刘帮杉（中南大学湘雅二医院）

　　　　　刘激扬（长沙市第一医院）

　　　　　李卫晖（中南大学湘雅二医院）

　　　　　李则宣（中南大学湘雅二医院）

　　　　　张　旻（中南大学湘雅二医院）

　　　　　陈丽文（中南大学）

　　　　　周建松（中南大学湘雅二医院）

　　　　　胡立强（长沙市第一医院）

　　　　　柳　进（中南大学湘雅二医院）

　　　　　阎丹峰（中南大学湘雅二医院）

　　　　　舒孔亮（长沙市第一医院）

　　　　　鞠玉朦（中南大学湘雅二医院）

秘　　书　廖　梅（中南大学湘雅二医院）

　　　　　艾嘉绮（中南大学湘雅二医院）

序

　　2019 年的冬天很漫长……

　　一个小小的冠状病毒突然侵袭人类，从武汉迅速蔓延到全国，乃至全球，给人类带来了巨大的压力和挑战。面对危及生命的灾难时，人们会处在一种应激状态，那么如何智慧应对，平安度过呢？

　　从精神心理危机干预的角度讲，面对突如其来的严重传染病疫情，要做好自我调节无非是四个方面：第一是要及时有效地获取权威的、科学的、正性的信息，过少或过多不清晰不确定的信息都易使人焦虑与恐惧；第二是要保持理性的观念与正确的心态，勇敢面对现实，而不是怨天尤人；第三是要有必胜的信心，保持希望，相信办法永远比困难多，关注事物正性的一面；第四是保持良好的身心状态，包括保持科学的自我防范，及时调整自己的生活日程，认识到某些负性情绪是应激状态下的正常反应，及时疏泄自己的不良情绪，多与亲友们交流，抱团取暖，共渡难关。然而，无论是每天面对数千新增病例数字等待胜利的后方大众，还是穿着厚重"蚕蛹式"防护服战斗在生死一线的医护战士们，抑或是面对重重困境要做出正确决断的决策者们，要做到用良好的身心状态来面对强敌，谈何容易！

因此，国家精神心理疾病临床医学研究中心（中南大学湘雅二医院）精神应激研究团队，根据此次疫情的特点和大众的常见问题编写了此书。其目的是希望能通过简洁明了、通俗易懂的问答形式来介绍一些常用的心理防护和危机干预的知识，提高大众的自我应对能力，为这场全民保卫战提供一些有用的武器。这些作者虽然都比较年轻，但大多数都经历过 2003 年的严重急性呼吸综合征（SARS，曾称"传染性非典型肺炎"）和 2008 年的汶川地震，有过许多心理危机干预的经验，我希望这一本心理防护知识问答能够从它独特的视角和写作风格，为广大的读者们提供有利于自我身心调节以及科学防范的方法，为大家拨亮心中那一缕迎接胜利的阳光！

明天就立春了，春天终于来了。

李凌江

谨识于 中南大学湘雅二医院

2020 年 2 月 3 日

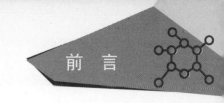

前　言

　　2019 年 12 月开始爆发的新型冠状病毒（2019-nCoV，又称"2019 新型冠状病毒"）感染的肺炎疫情，由于疫情传播速度快，传播范围广，以及为防控疫情而实施的交通管制、居家隔离等应对方法，造成大众莫名恐慌、焦虑不安、抑郁、强迫、失眠。作为精神心理科医师，站在精神心理健康立场，我们认为广大人民群众不要害怕这种新型冠状病毒，只需要"知己知彼，百战不殆"，不断学习知识，了解我们身体和情绪上的变化，做到"知其然知其所以然"，才能缓解因疫情带来的压力和情绪反应，进而跟随精神心理专业人员，了解和掌握积极的应对方法，保护自己、家人及周围所有人。

　　本手册由国家精神心理疾病临床医学研究中心精神应激研究团队组织全国心理危机干预的专家们，收集整理新型冠状病毒肺炎疫情相关信息，同时给予常见问题，特别是心理困扰问题的专业指导，以帮助大家更多地了解疾病，了解应激反应，了解身体和情绪的变化，进而保护自己。

　　本手册介绍了新型冠状病毒疫情带来的一些生活中的常见

问题以及应对措施，同时提供了舒缓情绪的方法供大家参考。例如，当面对自己、家人、亲朋好友，或新闻中被隔离的人群时，我们应该如何互相支持，有效应对；学习面对自己的情绪，寻找自身优势心理资源，增强自身的心理免疫能力。

新型冠状病毒来势凶猛，因此，我们必须处在备战状态，保持一定程度的焦虑，在日常生活中注意戴口罩，勤洗手，保证充足睡眠，通过锻炼身体来提高免疫力。阅读本手册，可在对抗新型冠状病毒肺炎疫情时，保持"躯体心理一体化干预、治疗和康复"，安心保护自己，助己助人，减少应激相关精神疾病的发生，促进自身、家庭和社会和谐。

张 燕 彭红军

2020 年 2 月 2 日

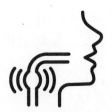

第1章 疾病常识篇

正确认知新型冠状病毒肺炎，是消除恐慌的第一步 / 02

1. 新型冠状病毒肺炎有哪些主要临床表现？ / 02

2. 怎样识别新型冠状病毒肺炎病例？ / 03

3. 何时就医？ / 04

第2章 心理调适篇

一、疫情的心理应激反应及应对方式 / 07

1. 疫情与精神应激有何关联？ / 07

2. 疫情的心理应激反应有什么表现？ / 08

3. 疫情的心理应激应对方式有哪些？ / 08

4. 心理应对的"六要素"是什么？ / 09

二、普通大众的心理调适建议 / 10

　　1. 如何保持生活作息规律？ / 10

　　2. 如何处理负性情绪？ / 11

　　3. 出现什么样的心理感受或状况，要赶紧就医或求助？ / 14

三、居家隔离的人心理调适建议 / 14

四、住院隔离的人心理调适建议 / 16

五、身边的人隔离时的心理调适建议 / 18

六、自己或家人出现疑似症状的心理调适建议 / 19

七、邻居出现疑似症状的心理调适建议 / 20

八、因被隔离而遭受排斥的心理调适建议 / 21

九、一线医务人员的心理调适建议 / 22

　　1. 心理调适的一般原则有哪些？ / 22

　　2. 心理调适的具体策略有哪些？ / 23

第3章　实战技术篇

一、焦虑抑郁情绪的自我评估 / 26

　　1. 健康问卷抑郁症状群量表（Patient Health Questionnaire-9 Items, PHQ-9）/ 26

　　2. 焦虑情绪自我评估量表（Generalized Anxiety Disorder-7, GAD-7）/ 28

二、常用的减压放松技术 / 30

    1. 呼吸训练（腹式呼吸和想象）/ 30

    2. 渐进放松训练 / 31

    3. 蝴蝶拍技术 / 31

    4. 应对卡技术 / 32

    5. 让心变大：挑战压力练习 / 33

    6. 替代呼吸法 / 33

    7. 释放紧张感和提高觉察的呼吸 / 34

三、三种基本冥想法 / 36

    1. 瑜伽语音冥想 / 36

    2. 打坐冥想 / 37

    3. 呼吸计数冥想 / 38

四、通过锻炼来减压 / 39

    1. 有氧／心血管类锻炼 / 39

    2. 拉伸和健美锻炼 / 41

第4章　案例展示篇

1. 有同事情绪崩溃时应该怎么应对？ / 44

2. 普通人在目前阶段应该防范什么心理问题？ / 45

3. 参与一线危机干预的人本身会遇到心理上的问题吗？ / 46

4. 对于所谓的"逃跑者"应该如何进行危机干预？ / 47

5. 媒体记者、心理咨询师使用专业技能，是不是个人情绪的自救？ / 48

6. 如何理解当前疫情下，心理援助志愿者多求助者少的现象？ / 48

参考文献 / 50

后记 / 51

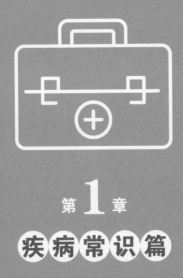

第 **1** 章

疾病常识篇

正确认知新型冠状病毒肺炎，是消除恐慌的第一步

2019 年 12 月以来，湖北省武汉市陆续发现了多例新型冠状病毒肺炎病人，随着疫情的蔓延，我国其他地区及境外也相继发现了此类病例。现已将该病纳入《中华人民共和国传染病防治法》规定的乙类传染病，并采取甲类传染病的预防、控制措施。

疫情发生后，消除或减少大众恐慌和焦虑的心理，最重要的是疫情信息清晰准确，这一点都已实现。国家每天更新疫情防控信息。国家卫生健康委员会官方网站（http://www.nhc.gov.cn）上也有详细的关于疫情防控的政策解读、规范文件及热点提示。

1. 新型冠状病毒肺炎有哪些主要临床表现？

（1）潜伏期：基于目前的流行病学调查，潜伏期一般为 3 ~ 7 天，最长不超过 14 天。

（2）主要症状：①以发热、乏力、干咳为主要表现；少数病人伴有鼻塞、流涕、腹泻等症状。重型病例多在 1 周后出

现呼吸困难，严重者快速进展为急性呼吸窘迫综合征、脓毒症休克、难以纠正的代谢性酸中毒、出凝血功能障碍。②值得注意的是，重型、危重型病人病程中可为中低热，甚至无明显发热。部分病人仅表现为低热、轻微乏力等，无肺炎表现，多在1周后恢复。

从目前收治的病例情况看，多数病人预后良好，儿童病例症状相对较轻，少数病人病情危重，死亡病例多见于老年人和有慢性基础疾病者。

 2. 怎样识别新型冠状病毒肺炎病例?

（1）流行病学史：在发病前2周内有武汉市旅行或居住史，或发病前14天接触过来自武汉的发热伴有呼吸道症状的病人；居住区有新型冠状病毒感染者；聚集性病例中的病人；造成他人感染；有武汉市相关市场，特别是农贸市场直接或间接接触史。

（2）临床表现：发热；具有病毒性肺炎影像学特征；发病早期白细胞总数正常或降低，或淋巴细胞计数减少。

在同时符合以上2个条件的基础上，采集痰液、咽拭子等呼吸道标本进行病毒核酸检测即可做出病原学诊断。

3. 何时就医?

　　如果出现发热、乏力、干咳表现，并不意味着已经被新型冠状病毒感染了。但如果出现发热（腋下体温 ≥ 37.3 ℃）、咳嗽、气促等急性呼吸道感染症状，且有武汉旅行或居住史，或发病前14天内曾接触过来自武汉的发热伴呼吸道症状的病人，或出现小范围聚集性发病时，应到当地指定医疗机构进行排查、诊治。

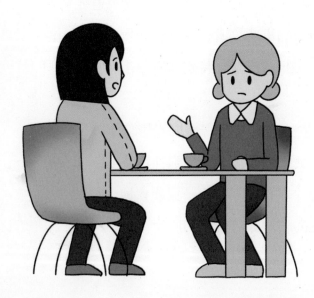

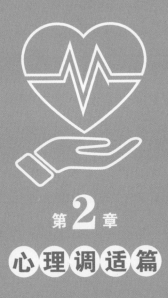

第 2 章

心理调适篇

　　我们正面对着新型冠状病毒肺炎危机，回家过年的喜悦被疾病的阴影所冲淡，走亲访友被隔离所替代，很多人感到焦虑，恐慌，不敢出门，在家中反复消毒；或是情绪起伏大，非常愤怒，自己的生活受到很大影响，"需要找人背锅"；或是盲目自信、乐观，觉得"新型冠状病毒肺炎怎么也落不到我头上"而疏于防护。除了遵循医学的指引来进行预防及自我保护之外，我们必须了解的是，这个危机事件影响我们的不仅是身体疾病的问题，而且还带来心理压力与情绪问题。

　　因此，预防新型冠状病毒肺炎的感染，除了一般的预防措施之外，也要靠"心理防护"帮助我们心安。

　　面对危及生命健康的突发公共卫生事件时，人们的心理健康不可避免地会出现不同程度的影响。从宏观角度来看，适度的精神应激可以提高个体的警觉水平，有利于个体的生存；而过度的精神应激则可能给个体带来创伤，成为一些应激性精神疾病的直接病因。而在做心理危机干预之前，我们需要了解哪些是属于正常的应激反应，哪些是需要进行专业干预的应激性精神疾病。

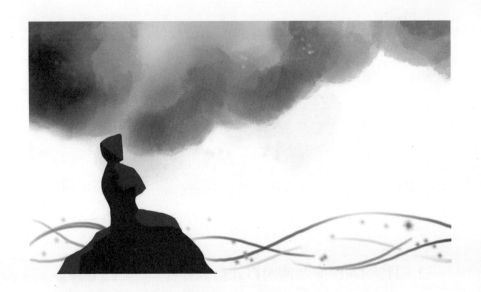

一、疫情的心理应激反应及应对方式

1. 疫情与精神应激有何关联？

　　疫情是群体的精神创伤性事件之一。50%以上的人一生中会碰到一次引起强大精神创伤的事件。面对危及生命健康的突发公共卫生事件时，人们的心理健康不可避免地会出现不同程度的影响。从宏观角度来看，适度的精神应激可以提高个体的警觉水平，有利于个体的生存；而过度的精神应激则可能给个体带来创伤，成为一些应激性精神疾病的直接病因。

2. 疫情的心理应激反应有什么表现？

躯体反应：精神压力持续时间过长导致身心疾病。

精神反应：警觉性增高，敏感度增高，注意力高度集中，攻击行为，焦虑，自伤等。持续时间过长会产生过敏、疑病、错误判断、情绪障碍、社会交往障碍等问题。

3. 疫情的心理应激应对方式有哪些？

（1）消除压力来源：尽早消除病毒是最好的办法，但目前人类能力有限，且易受客观环境影响。

（2）缓解心理压力：方式可以是倾诉、转移注意力、升华、放松、转变生活方式、适应隔离生活等。避免抱怨、怨恨、猜疑等。

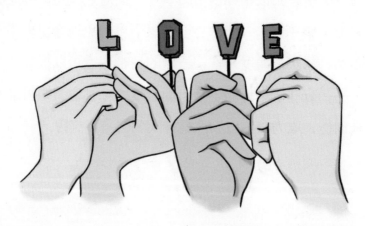

4. 心理应对的"六要素"是什么?

"六要素"包括"三信"(信息、信念、信心)、"三和"(身和、心和、人和)。

信息:无知者无畏,但不可能无知;似懂非懂最为麻烦;尽可能获取权威信息;获取有科学性的信息;信息量适当,爆炸性的信息同样容易引起焦虑。

信念:认清对手,明白主要矛盾(是病毒,不是武汉人);保持正性情绪;保持理性,办法永远比问题多;多看事情的正面。

信心:保持自信、相信科学、相信政府。

身和:身体是基础。适度休息,适度运动;调整生活,适应新的生活节奏(如取消预定行程,不要在意);定期休整(持续工作时间太长可能影响工作效率)。

心和:有负性情绪很正常;有效宣泄——大哭、倾诉、集中精力工作等方法都是有效的;每个人寻找适合自己的宣泄方式。打起精神,相信我们必胜——有助于免疫能力的提高。

人和:与周围人的关系。抱团取暖,集团作战;助人即助己;和他人交流、分享。

二、普通大众的心理调适建议

1. 如何保持生活作息规律？

（1）生活作息规律，是处理危机的必要条件。

（2）列出一张自己愿意做的事情清单，可以使自己由烦躁不安转为镇定。建议你在烦躁不安时，先采取一些方法来镇定自己。例如：

允许自己哭一哭，记录心情（写出你的想法或感受）

与家人聊天

适当运动（瑜伽、做操等）

洗个热水澡

找出令人愉悦的事

与人电话、视频聊天……

这些方法的有效性因人而异，因此最重要的是自己列出一张清单，当负面情绪要淹没你时，尽量去完成清单上所列的事情，这样可以使自己镇定下来。

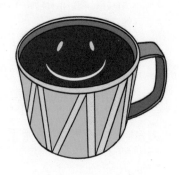

2. 如何处理负性情绪?

（1）相信官方信息，增加安全感：疫情爆发后，电视、网络上充斥着大量的报道，24 小时滚动不停的新闻，官方的、民间的、造谣的、辟谣的消息随处可见，这些信息超出了我们的心理负荷。建议在危机时控制自己接收信息的时间，每天尽量不超过 1 小时。在睡前不宜过分听闻相关信息，不道听途说，也不要因接收太多的信息而使自己心烦意乱。

（2）感知自己的情绪，不被外界影响：疫情早期及持续爆发时，人们"谈武汉色变，谈湖北色变"，抵制湖北车辆，对小区的湖北人敬而远之，甚至出现异地湖北人住宿被拒的情况。当然这是不对的做法，我们共同的敌人是疾病而不是湖北人民。或许这次危机事件已让你受伤或触痛，并且会对他人的反应更敏感，会猜想别人对自己的评价，加重自己的负面情绪。因此，感知自己的情绪，不被外界影响。

（3）自我积极暗示，促进积极情绪：身为人类，我们具备暗示性，如果我们暗示未来是一场"灾难"，我们的灾难化认知就会影响我们的情绪，让我们慌乱、焦虑、愤怒等。因此我们要暗示自己 "这种情况可能不好玩，但我可以应付它"。"这将是个很好的学习经验。""我不能让焦虑和紧张感占上风。""我有能力应对生活的挑战。""我会让自己开心起来的。""一切都会好起来。"

（4）学习适应现阶段不同的角色定位，愉悦自己：发挥创造力，让现在的生活有趣些，尤其是感觉整天无聊或日常生活被打乱时，我们可从积极的角度，感谢暂时有个悠闲假期的机会，感谢有个与家人相处的时间，让生活有趣温暖。如果我们面临不能克服的问题时，我们尽量保护自己，减少损失。"失败不是问题，我们可以将它视为一种学习经验，不一定会有完美的结果，但是它提供了一个让我们练习的机会。""让自己去体验难得的人生经历吧。"

（5）积极、正性思维：

1）乐观思维：注意每天的信息中，其实是正面的多于负面的。留意事实和数据，根据事实，判断自己的担忧是否合理。如出院人数逐渐增加，虽然病毒感染人数每天还在爬坡，但相信很快会迎来增长的"拐点"；整体来看，这次疫情的重症程度及病死率是低于SARS的；已经有些药物包括中药在临床上使用取得了明显效果；疫苗的开发也在紧张进行中。当我们因为这次的危机而觉得辛苦、很无奈的时候，要确信这是暂时的状况，终有一天能够恢复正常的生活。

2）有效思维：思考既往自己的有效经验，传递自己应对焦虑和恐慌的信心。

3）合理化思维：以合理的态度看待这次疫情，疫情只会带来短暂的影响；长远而言疫情最终能被战胜而成为过去。

4）希望思维：即使在危急时期，也要学会发现我们身边的美好事物，如安全的居家环境、良好的亲朋关系、对酒当歌等，未来有希望。

5）灾难化思维：如果疫情持续，一直很担心自己和家人会受到感染，感到很大的心理压力时，你可以这么想：

告诉自己，感知现在的生活。

这一刻我仍然拥有健康，我可以继续努力生活。

加强自我防护。

即使我真的染病，我明白这个病是可以治疗好的。

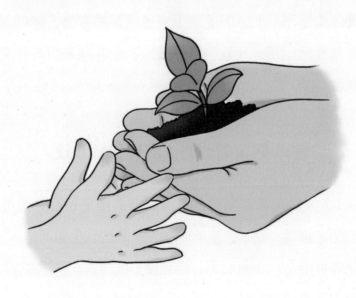

3. 出现什么样的心理感受或状况，要赶紧就医或求助？

恐惧，无法感觉安全，惶惶不可终日，坐立不安；对自己或是其他任何人失去信心；丧失自尊、感觉羞耻、痛恨自己；感觉无助、空虚、迟钝与麻木；变得社会退缩或孤立，不愿出门，不愿与人交流；睡眠状况恶化等。

如果你或周围的人有上述状况，而还不能明确，且想了解自己的状况时，可以拨打心理咨询热线，或通过手机 App 观看中南大学湘雅二医院的"新型肺炎心理讲堂"。每个人面对危机时的体验是不同的，因此对于上述建议的方法，你可以依个人所需弹性地运用。让我们不烦恼地、安心地来面对与度过此次的危机。

三、居家隔离的人心理调适建议

（1）突然被居家隔离的心理状态：难免担心、恐慌、不安、无助、悲观、紧张，甚至愤怒，害怕自己生病而送医隔离。居家隔离可能会产生羞耻感，担心被小区居民、村里乡亲歧视，有被他人疏远躲避的压力、委屈、羞耻感或不重视疾病等情绪和行为。

（2）了解真实可靠的疾病信息，有效健康的监控，保护自己，爱护他人：每天早晚两次量体温，随时掌握各种可疑征兆，如有明显症状，如发热不退、咳嗽或呼吸困难等需及时就医。可联系小区物业、村委会，到当

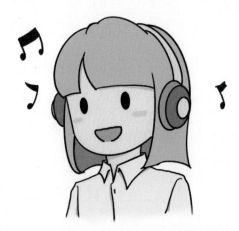

地社区医院或定点治疗医院协助就医排查。要避免造成更大的疫情扩散。同时，通知所有近期曾接触的人士居家就地隔离。

（3）爱护自己，生活规律：工作、休息、娱乐、运动及进餐时段交替安排。

（4）接纳自己，带着担心，做愉悦自己的事情：尽管我们强调大家尽量转移注意力，不让这些负性情绪继续扩大，但往往大家很难打消这些负性念头。一般情况可以接受自己的负性情绪，一面带着这些念头，另一面积极去做其他的事。

（5）接受一切变化：短暂的异样眼光或人际距离的变化可能难以避免，但是你的成熟表现会感动大家，不需要把别人的恐惧担心转变成伤害自己的工具。

（6）寻求支持：打电话寻求家人和亲朋好友的支持，也可以打心理咨询热线诉说心情，寻求心理专家的协助。

（7）保持爱的能力：在隔离的空间内，尽量找到仍然可以帮助到其他人的方法。可趁此机会处理平时无暇顾及的家庭琐事或工作；也可适时减轻年前积累的工作压力。另外，尽量维持正常生活作息、摄取充分的营养、适时的运动，不但可减轻心理紧张，而且可增强身体免疫力，达到身心俱佳的状态。

四、住院隔离的人心理调适建议

突如其来的自由限制，我们会出现一些心理应激反应：如慌张、不知所措、麻木与否认。"我身体很好，我不可能得这个病。""肯定是你们检测错了。"之后可能会有愤怒、抱怨，"为

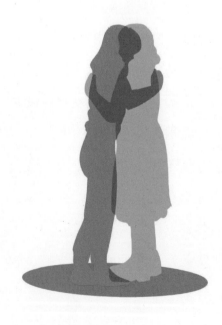

什么发生在我的头上？""我怎么这么倒霉？"等等。最后出现沮丧、孤独、抑郁、失望、失眠等情况。感到被遗弃的心情也会出现，甚至有极端的念头。

住院隔离并非是一种平常的状态，可能比居家隔离带来的不适感（如身体的不适、环境的陌生）更加强烈，我们

会因环境控制力被限制而产生不满情绪。与亲人、朋友联系的断裂，疾病预后的不明朗，空间的封闭隔离更容易加剧孤立无援的恐惧感。

明白住院集中隔离的重大意义是为了防止疫情扩散的非常手段，能够更专业地救治病人，提高疾病治愈率，且尽量减少疾病对周围人群的传播，力求在最短的时间内解除危机，形成个人、家庭、社会共赢。

迅速熟悉病房环境，与医务人员形成治疗联盟。学习倾诉，可利用安全的方式（如手机通信）与家人、朋友取得联系，相互鼓励、倾诉，可以增强信心。

建议病房播放一些轻松愉悦的音乐等放松治疗，帮助住院隔离病人缓解焦虑紧张感。

相信医务人员，积极了解自己疾病状态，乐观积极接受、配合治疗。

焦虑感来临时，你会坐立不安，紧张出汗，此时可通过放松训练或其他可转移注意力的方式，来帮助缓解焦虑情绪，使其慢慢退去。

如果仍然觉得收效甚微，头脑里有很多消极悲观的念头，请立刻反映给病房医师，医务人员会邀请专业的精神心理医师来帮助你走出困境。

五、身边的人隔离时的心理调适建议

（1）担心和自责感：我们会担心被隔离的家人、同事或朋友的身体状况，又帮不上忙，干着急，甚至有罪恶感，很自责："我怎么没早一点提醒他注意防护？"

（2）保持联系，情感支持：我们与被隔离的家人通过手机等保持联系，对其提供支持与鼓励，家人会觉得不孤单，有情感支持作用；倾听并理解他们的感受，但不要对其情绪反应提供太多的判断或过度解释。我们也可以与被隔离者分享自己最近的心情，但因被隔离者处于更不自由的状况，不要只顾表达自己的情绪与不满，我们更需要关注被隔离者。

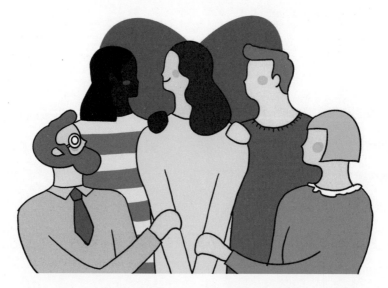

（3）给予被隔离者促进心情愉悦的物质，除了食品、衣物等基本需求外，也应该提供书籍等能满足精神生活的物质。

（4）控制自己的情绪，传递正性情绪：如果我们本身对目前的状况也有相当多的负性情绪，可以与其他自己喜爱的或信赖的人交谈以宣泄自己的压力，或寻求专业的心理咨询，接受心理援助，不要对被隔离者倾诉。只有让自己得到充分的情绪支援后，才能去支持我们被隔离的亲友。记住，只有我们先照顾好自己，才能去照顾他人。

（5）保持适度的联系和交流：适时关心他们，注意不要过度但也不要让他们觉得被遗忘忽略了。如果他们"报喜不报忧"，我们可以直接询问他们当下的心情，给予积极思维和情绪支持；如果有消极念头，可联系医务人员。

六、自己或家人出现疑似症状的心理调适建议

如果在家中出现了发热或咳嗽等症状，可能我们的第一反应就是担心和害怕，不敢去医院，怕被确诊及隔离。或是害怕去医院看病而被他人感染；或存在侥幸心理，故意忽视它："我可能就是感冒，不用去医院看病，先扛一扛。"其实这些心理活动都是正常的，但是为了我们的自身健康，还是需要消除恐惧，及时就医，及时治疗。

当自己或家人出现疑似新型冠状病毒肺炎症状时，需要立即通知小区物业、村委会、当地社区医院或定点治疗医院进行就医排查。不要搭乘公共交通工具（地铁、公交车、的士）到

医院就诊，避免疫情扩散。通知／警告所有近期（近 2 周内）曾接触的人士居家就地隔离，同时也为未来可能住院治疗的需求加以准备。因疫情爆发时正值春运期间，人员流动大，很多人搭乘飞机、火车、长途汽车返乡，还需将飞机、火车、汽车班次、座位告诉当地疾病预防控制部门或警察，使相关部门在你确诊后能立刻发布预警，寻找并警告同车乘客做好自我隔离或及时就诊。另一方面，在就医前，应就个人相关角色责任，包括学校、工作、家庭，事先加以安排。在达成以上任务过程中，自我情绪管理相当重要，切记保持冷静，若觉焦虑不安、恐惧、担心，应知道有这样的情绪波动实属正常；若情绪强烈无法消除，可致电心理咨询热线或网上的在线心理咨询，寻求专家协助，以稳定情绪、冷静处理所面临的危机。同时，不要胡思乱想，不要老往坏处想，应尽力做万全准备，心态上维持正面思考，配合治疗，遵从医嘱。

七、邻居出现疑似症状的心理调适建议

当邻居出现疑似新型冠状病毒肺炎症状时，请首先冷静下来，想想自己或家人最近 2 周内是否曾跟其接触（近）过，如近距离聊天、打招呼等。如有，则请自我清洁消毒，并进行自我隔离及相关生活事宜的先期准备。记住，这时任何的消极情绪及烦恼对我们是没有帮助的。如果我们未接触过，但有可能

任何接近我们的人与这位疑似感染的邻居有接触，可以用委婉的语言，告诉他最近两周不要与我们有任何的往来。不管怎样，请尊重我们的态度，相互鼓励，如此可避免人际间的冲突与摩擦。进一步地，请向有关单位通报，进行环境消毒及防疫措施。冷静、关怀、鼓励是避免伤害他人的良方。如果我们与邻居有通信联系方式，可以通过通信联系的方式给予其鼓励，祝其早日康复。

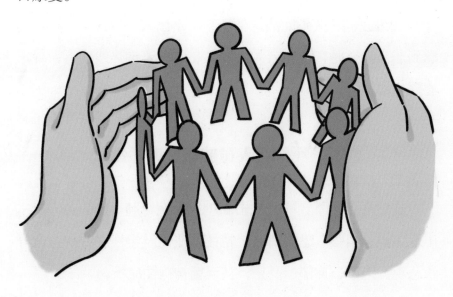

八、因被隔离而遭受排斥的心理调适建议

我们可能会感到愤怒、委屈，可能会发生争吵冲突，这些对结果无济于事，我们要坚定信心，相信最终危机会过去。我们能做的就是保护自己，暂时不要在乎别人的看法，先调整好

自己的生活和心理状态，因为这些是度过隔离日子的最有效的方法。我们可以试着从对方的角度来思考这个困境：每个人对新型冠状病毒肺炎会因害怕、恐慌而做出排斥的反应，就如同你得知周遭的亲友可能罹患新型冠状病毒肺炎时，也可能会有此种害怕情绪及反应。这样我们就能理解他人的这种排斥反应了。我们需要明白：这种反应除了害怕受感染之外，也是每个人的一种防卫及自我保护的方式。

如果我们长久不能从这种情绪中走出来，对人情冷暖真的感到非常无奈时，要向亲人、友人、心理咨询热线倾诉，寻求心理方法解决。

九、一线医务人员的心理调适建议

在应激条件下，一线抗击新型冠状病毒肺炎的医务人员常出现焦虑、紧张、恐惧情绪，持续的压力及慢性应激状态常导致悲观、绝望、抑郁、躁狂，甚至精神病性症状。

1.心理调适的一般原则有哪些？

（1）注意饮食，保证营养，增强抵抗力。

（2）注意休息，保证睡眠，劳逸结合：①实行轮岗、轮休制；②所有人员必须有足够的休息时间；③对不愿休息的工作人员，应采取强制措施；④提供合适的休息场所。

（3）保持心情舒畅、乐观开朗。

（4）领导鼓励，同事相互支持，增强必胜的信念。

2. 心理调适的具体策略有哪些？

（1）健康教育：让大家知道在灾难条件下出现一些与平常不一样的心理、行为反应，是正常人在应激条件下的正常反应（包括情绪方面的紧张、焦虑、恐惧、愤怒、无助等；躯体方面的不适；注意力不集中，对身体过分关注；逃避或回避行为等）。学会接纳自己。

（2）情绪宣泄：允许自己出现负面情绪，并及时察觉与调整。找到自己减压放松的方法。允许自己示弱，当感觉到无法承受压力时，及时倾诉。

（3）改变不良认知：防止灾难化思维，避免追求完美，以偏概全。医学不是万能的，医学是"偶尔治愈、常常帮助、总是安慰"。

（4）寻求社会支持：保持与家人的及时联系，从家人的支持中吸取温暖和力量。与同事之间相互支持，适时地将自己的感觉和经验与同事讨论和分享，与同伴相互鼓励、打气，相互肯定。

（5）采用成熟的应对方式：更多地采用解决问题、求助的成熟应对模式，较少或不采用合理化、自责、幻想、逃避等应对模式。

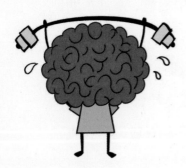

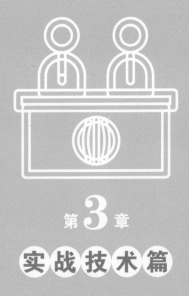

第 **3** 章

实战技术篇

一、焦虑抑郁情绪的自我评估

1. 健康问卷抑郁症状群量表（Patient Health Questionnaire-9 Items，PHQ-9）

在过去两个星期，有多少时候您受到以下问题所困扰？（请用"√"勾选您的答案）	完全不会	几天	一半以上的天数	几乎每天
1. 做事时提不起劲或没有兴趣	0	1	2	3
2. 感到心情低落、沮丧或绝望	0	1	2	3
3. 入睡困难、睡不安稳或睡眠过多	0	1	2	3
4. 感觉疲倦或没有活力	0	1	2	3
5. 食欲不振或吃太多	0	1	2	3
6. 觉得自己很糟，或觉得自己很失败，或让自己或家人失望	0	1	2	3
7. 对事物专注有困难，例如阅读报纸或看电视时不能集中注意力	0	1	2	3
8. 动作或说话速度缓慢到别人已经觉察？或正好相反，烦躁或坐立不安、动来动去的情况更甚于平常	0	1	2	3
9. 有不如死掉或用某种方式伤害自己的念头	0	1	2	3

　　如果发现自己有以上症状，它们影响到你的家庭生活、工作、人际关系的程度是：

　　没有困难 _____，有一些困难 _____，很多困难 _____，非常困难 _____。

　　评分标准：总分 0 ～ 4 分无抑郁症状；5 ～ 9 分为轻度；10 ～ 14 分为中度；15 分以上为重度。

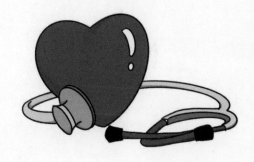

2. 焦虑情绪自我评估量表（Generalized Anxiety Disorder-7，GAD-7）

在过去的两个星期，有多少时候您受到以下问题困扰？（请用"√"勾选您的答案）	完全不会	几天	一半以上的天数	几乎每天
1. 感觉紧张，焦虑或急切	0	1	2	3
2. 不能够停止或控制担忧	0	1	2	3
3. 对各种各样的事情担忧过多	0	1	2	3
4. 很难放松下来	0	1	2	3
5. 由于不安而无法静坐	0	1	2	3
6. 变得容易烦恼或急躁	0	1	2	3
7. 感到似乎将有可怕的事情发生而害怕	0	1	2	3

如果发现自己有以上症状，它们影响到你的家庭生活、工作、人际关系的程度是：

没有困难 _____，有一些困难 _____，很多困难 _____，非常困难 _____。

评分标准：总分 0～4 分为无临床意义的焦虑；5～9 分为轻度；10～14 分为中度；15 分以上为重度。

请注意：抑郁情绪不等于抑郁症，焦虑情绪不等于焦虑症，诊断需要精神医学专家诊断。

评估后相关治疗原则：

（1）轻中度焦虑、抑郁可以不服药，以心理咨询或治疗为主，心理咨询通常采用倾听、共情、无条件接纳、支持、陪伴、鼓励等技术。

（2）中度及以上焦虑、抑郁，可以考虑心理治疗结合小剂量抗焦虑药、抗抑郁药。心理治疗侧重于矫正不良认知，结合呼吸及放松训练等；积极自我暗示，发挥个人潜能，团体互助等。

（3）重度以上焦虑、抑郁，请与专业的精神心理医师联系。

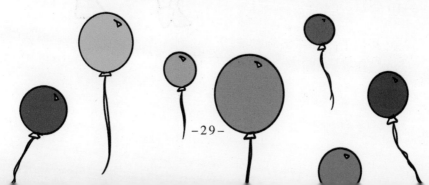

二、常用的减压放松技术

1.呼吸训练（腹式呼吸和想象）

（1）把你的双手轻轻地放在腹腔神经丛（肋骨与腹部的分界点）部位做腹式呼吸。当你做了几分钟的腹式呼吸时，身体会变得舒适，并且开始放松。

（2）想象能量随着每一次吸气涌入你的肺部，并且立刻储存在腹腔神经丛里。想象这个能量随着每一次呼气，流向你体内的所有部位。在大脑里描绘一下能量流动的过程。

每天至少连续练习5~10分钟。

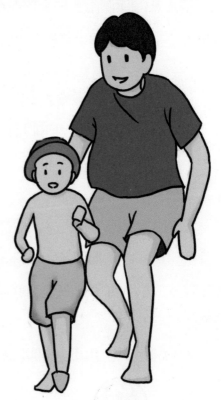

2. 渐进放松训练

记住以下小口诀：

（调整好你的呼吸，把注意力放在你的身体上，内心默念）

左手沉，右手沉，手脚沉重感；

左手暖，右手暖，手脚温暖感；

心儿在缓缓跳动；

呼吸通畅了。

（吸气——呼气——）

3. 蝴蝶拍技术

"蝴蝶拍"是一种心理稳定化技术，能增加我们的安全感和积极感受。

"蝴蝶拍"的基本操作流程如下：

双臂在胸前交叉，

双手轮流轻拍自己的臂膀，速度要慢，

左一下、右一下为一轮，4～6轮为一组。

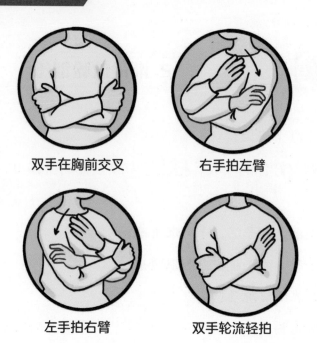

双手在胸前交叉　　　　右手拍左臂

左手拍右臂　　　　双手轮流轻拍

停下来，深吸一口气，感觉如何？

如果好的感受不断增加，可以继续下一组蝴蝶拍。

在进行蝴蝶拍的时候速度要慢，就好像孩提时期母亲安慰孩子一样，轻而缓慢。通过这个动作，我们可以安慰自己。

4. 应对卡技术

制作应对卡：

正面内容：我头晕，胸闷，呼吸困难，我可能感染新型冠状病毒了，我快要死了。

反面内容：我只是紧张，我的不适是紧张、恐惧的正常反应，过一会就没事了，我不是一个人，大家都在和我并肩战斗，我背后有强大的祖国，这次一定能像上次战胜 SARS 一样取得最后的胜利。

5. 让心变大：挑战压力练习

调整好姿势和呼吸后，请你把所有对新型冠状病毒感染的恐惧都想起来，汇集到你的头脑里，不要逃避，不要抗拒，不要隐瞒，不要自我欺骗。

这个时候你会感觉很难受，你的头可能会胀大，你的脖子会发酸，你的双肩会疼痛，你的四肢会虚弱无力，你的胸口会很堵很闷，你的胃部可能会很冷，你的腰部会酸痛。

此时我们要做的不是解决问题，而是感觉这种难受。

习惯上我们会逃避这种感觉，或者抗拒这种感觉，压抑它，把注意力转移到你喜欢的事情上，不去面对。

但是，要解决问题，先必须面对问题。

难受的时候，深呼吸。

 ## 6. 替代呼吸法

大多数人会发现这个放松练习很有用，尤其患有紧张性头痛或者窦性头痛的人觉得特别有用。开始时，先做 5 轮练习，然后慢慢地增加次数达到 10 ～ 25 轮。

（1）保持良好的姿势，坐在一个舒适的位置上。

（2）把右手食指和中指放在前额。

（3）用拇指压住右鼻孔。

（4）用左鼻孔缓慢无声地吸气。

（5）用无名指压住左鼻孔，同时移开拇指张开右鼻孔。

（6）通过右鼻孔尽可能彻底地、缓慢无声地呼气。

（7）用右鼻孔吸气。

（8）用拇指压住右鼻孔，张开左鼻孔。

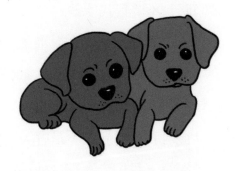

（9）通过左鼻孔呼气。

（10）通过左鼻孔吸气，开始下一轮练习。

7. 释放紧张感和提高觉察的呼吸

（1）用横膈膜吸气，同时对自己说"吸气"。

（2）呼气之前屏住呼吸片刻。

（3）缓慢而深沉地呼气，同时对自己说"放松"。

（4）暂停并等待你的下一次自然呼吸。

（5）当你缓慢地吸气，然后短暂屏住呼吸时，请注意自己身体紧张的那些部位。

（6）当你呼气时，感受一下自然离开你身体的那些紧张感。每一次呼气，你都会释放越来越多的紧张，你也会感到越来越放松。

（7）当你的思维、感觉和感知引起你的注意时，只要注意一下它们就行了，然后回到你的呼吸上来。

（8）每次练习5～20分钟。

（9）一旦你掌握了这个练习，每天在中性情境下，即在非压力性情境下练习几次。最后，在压力性情境中开始使用该练习，以便减缓你的紧张感。只要做几次横膈膜呼吸、说"吸气"和"放松"，然后通过呼气释放紧张。请把注意力集中在放松时的感知上。

（10）记住，在深呼吸前，你也许需要呼气。

在前面的练习中，你也许已经注意到自己的思维往往会游移转向身体的感知、噪声、白日梦、计划担忧、评判，等等。虽然这种现象很自然，但是它会阻碍你释放生活中的压力，因而也会抑制放松。留心你的呼吸次数，可以为你提供一种观察自身体验的方法，这将有助于你平缓思绪，放松身体。

三、三种基本冥想法

1. 瑜伽语音冥想

瑜伽语音冥想是全世界最通用的冥想形式。在你开始练习之前，选择自己喜欢的一个单词或一个音节。

（1）选择一个自己感觉舒适的坐姿，集中思想。然后，做几次深呼吸。

（2）默诵自己选择的语音。在你心里反复默诵那个单词或音节。当你分心走神时，随手把这种现象记录下来。然后重新集中思想继续默诵。将你身体内部出现的任何感觉记录下来。接着回神反复诵念你自己的特别用语。你不必强求感觉。当你反复诵念时，让你的语音找到它自己的韵律。

（3）若条件许可，也可以尽量大声诵念自己的语音。随着你逐渐放松下来，让你的嗓音充满自己的身体。这时注意你体内的感觉是否与默诵时产生的那些感觉有所不同。哪一种感觉更加放松？

（4）谨记在有意识的情况下练习冥想。你可能会发现，重复某个语音，尤其是重复默诵的时候，可以轻而易举地成为一种机械运动。当默诵成为机械运动时，你可能会感觉是一个内在的嗓音在重复你的语音，其实这时你已经陷入沉思，或者昏昏欲睡。尽量对每次重复的每个音节都保持清醒意识。

2.打坐冥想

开始冥想最简单的方法是把意念集中在自己的呼吸上。

（1）选择一种舒适的坐姿。

（2）注意自己呼吸的轻柔起伏。犹如大海的波浪，在海岸上涌来退去，你的呼吸始终随之起伏不停。你可以把注意力集中在自己的每一次呼吸上，一呼一吸，会感觉到你的呼吸进入鼻腔或嘴巴，或者感觉到你的呼吸充盈在自己的肺叶和横膈膜中。

（3）无论何时，一旦你的思绪开始游移，便应该轻轻地收神，将注意力集中在你的呼吸上。让你的呼吸锁定在当前的这个时刻。

（4）当你发现自己开始走神时，只需注意并且确认即可。

（5）调整思绪的一种方法是：当你发现产生某种念头的时候，便给它们"起名"。如果你注意到自己正在担心，便在心里默念："担心，担心，好担心哦。"你可以起以下几个名字：计划、回忆、渴望、思考。以此类推，如法炮制。做好标记，继续调整思绪。这种方法将帮助你停止转向这些思绪，学会如何排除杂念，营造更宽广、更平和的心境。

这种冥想法练习20 ~ 30分钟即可。通过练习，你可以比较容易地将自己的注意力集中在呼吸上，并且也比较容易排除杂念。

 3. 呼吸计数冥想

打坐冥想的另一种方式是根据呼吸节奏进行计数。随着轻柔的呼吸节奏，营造一种宁静平和的感觉。

（1）选择你的坐姿，集中注意力。深呼吸几次。你可以闭上眼睛，也可以凝视你面前约1.2米远的地板某处。你的目光可以聚焦，也可以不聚焦。

（2）深呼吸，但不是强制腹式呼吸。当你深呼吸时，请把注意力集中在呼吸过程的每一部分上：吸气，换气（你停止吸气和开始呼气的转换点），呼气，停顿（呼气和吸气之间的间歇），换气（你开始呼气的时间点），呼气。以此类推。请仔细注意呼吸停顿。当你在一呼一吸之间停顿时，体内是什么感觉。

（3）当你呼气时，说"一"，每次呼气时，接着往下数。"二……三……四"。然后周而复始，再从"一"开始数下去。如果你数乱了，再从头开始数。

（4）当你发现自己开小差时，记下这个情况，然后轻轻回过神来。继续数自己的呼吸次数。

（5）如果体内有一种特别的感觉引起你的注意，应集中思想体验那种感觉，直至它消失为止。然后，转而继续关注吸气和呼气，并接着往下数你的呼吸次数。

四、通过锻炼来减压

锻炼是用于压力管理最简单、最有效的方法之一。人体结构是为了运动而生的，因此，如果我们想要维持自己的生活平衡，则需要保持身体处于活跃状态。任何形式的锻炼都能抵消你身体方面的自然压力反应。

锻炼分为三大类：有氧／心血管类、拉伸／灵活类和健美／增强类。假如你希望做一个完全平衡的锻炼计划，这三种类型的锻炼都必须考虑进去。

1. 有氧／心血管类锻炼

有氧锻炼具有重复性和节奏感。有氧锻炼包括持续地运动身体大肌肉群，特别是四肢大肌肉群。有氧锻炼的目标是增强心血管系统功能和整体耐力。有氧锻炼可以产生更多的肌肉，从而改善身体结构，让你更加健康。

广受欢迎的有氧运动包括跑步、慢走、快走、游泳、骑自行车和跳舞。广泛的选择范围为具有各种生活方式和不同身体条件的人群提供了合宜的选择方案。你也许每天都会进行一定量的锻炼活动，譬如散步、爬楼、打扫房间、购物和园艺。为了确定自己每天做了多少活动，请使用计步器。你可以把计步器夹在衣服上，记录一天之内走的步数。 把计步器随身戴一个星期(做有氧运动的时候要取下来)，记录你每天走了多少步。2000 步左右相当于 1.6 公里。如果每天行走不到 3.2 公里的话，你应该视自己为一个不太活动的人，需要慢慢地开始自己的锻炼计划。为了让你的锻炼计划更加完美，应该加入拉伸和健美锻炼。

有氧锻炼锦囊妙计

频率：每周几乎天天锻炼。

持续时间：不间断地连续锻炼 30 分钟。

强度：你最高心率的 60% ~ 75%。

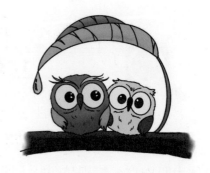

2. 拉伸和健美锻炼

拉伸和健美锻炼不够剧烈，往往持续时间也不够长，不像有氧锻炼那样能增强心血管系统的功能。不过，拉伸和健美锻炼被用来加强肌肉力量和灵活性，并且保持关节健康。如果你素来有久坐不动的生活习惯，或者你的身体状态不好，拉伸和健美锻炼将有助于让你为有氧锻炼做一些准备活动，同时将心血管应变的风险降低到最小程度。

拉伸锻炼动作缓慢、持续、放松。为了保证效果，拉伸锻炼需要坚持至少 30 分钟。拉伸锻炼做起来很方便，因为你不需要准备专门的衣服或器械，在室内或室外都容易做，拉伸锻炼可以缓解肌肉紧张，改善血液循环，在做有氧锻炼之前或之后进行热身或放松期间，进行拉伸锻炼可以预防身体受伤。缓慢、持续地进行拉伸运动，有助于你在集中注意力从事某种活动时，心身放松且感觉良好。你将会发现当天的忧虑顿时消散而去；你甚至会发现就寝之前做一下拉伸会有助于安睡。瑜伽运动是一个有很好平衡性的拉伸锻炼。

拉伸锻炼锦囊妙计

频率：在做有氧锻炼之前和之后进行拉伸锻炼，即在你做热身和放松期间，无论何时你觉得有压力、紧张、僵硬或疲劳时，都可以做一下拉伸锻炼。

　　持续时间：开始时先保持拉伸姿势 30 秒。拉伸动作不要大起大落。在头几个星期，逐渐将拉伸时间增加至 2 分钟。保持均匀地呼吸并观察身体放松情况。

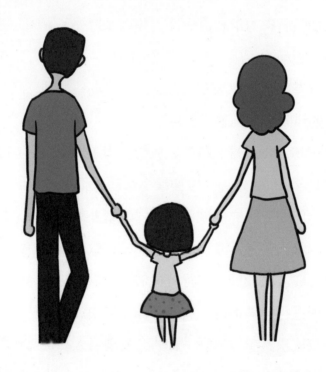

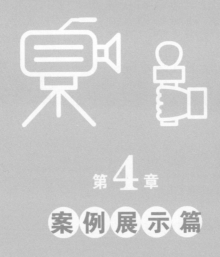

第 4 章

案例展示篇

1. 有同事情绪崩溃时应该怎么应对?

有一条护士情绪崩溃的视频在微信上传播很广：在办公室里，一名女护士嚎啕大哭，情绪崩溃，另一名女同事去拍背安抚她，其他人继续沉默地吃饭。

这个视频给了很多人巨大的冲击，大家非常担心一线医护人员的心理状况。

隋双戈：我觉得视频里的状态就是合适的，有人安抚，有人继续做自己的事情。

第一，这样能保持医护人员自己情绪的稳定，保证在高压状态下继续正常地吃饭、休息、工作。

第二，她们也是一种情绪隔离——不管发生了什么，我当作没发生，稳定好自己。

第三，这对崩溃的同事也有好处。人是社会动物，需要表达，需要被看见、被知道，然后被关心。但不能做过头，如果大家此时都涌上去安慰她，会强化她的行为，对她也没好处。

所以她们的处置还是比较得当的，有人适度地关心、关切，其他人保持稳定，也能保护好自己。

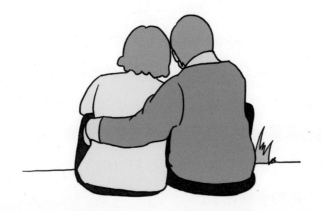

2. 普通人在目前阶段应该防范什么心理问题？

隋双戈： 有个术语叫"替代性创伤"，很多人虽然不是灾难事件当事人，但看视频、听消息、听讲述，自己的感受就跟当事人差不多了，这就是替代性创伤。尤其现在信息发达，各种视频传播得越广，就越容易发生，大众都可能成为替代性创伤的受害者。

媒体要有担当，避免痛苦的、细致入微的、血淋淋的报道，以免引起更多人的替代性创伤。

如果是疫情相关工作者，肯定要收集相关信息。如果不是，每天从早到晚刷消息也是一种应激反应，是一种本能。可以适当减少关注的频率。减成半天或一天看一次，能极大地减少对自己的负面冲击。消息要从正规媒体获得，也多看一些正向的好消息。不是看今天多少确诊，而是看确诊的人数是否下降了，看多少人被治愈、多少人解除了隔离。否则人总会聚焦于自己关注的信息，盯着一个点看，周围的东西你是看不见的，会感觉世界就是这一个点。

也可以做一些让自己感觉好一些的事情，从可靠来源了解科普知识并传递给家人，打扫打扫卫生，想想自己的规划……做自己该做的事就好了。

3. 参与一线危机干预的人本身会遇到心理上的问题吗?

西英俊（北京安定医院临床心理中心病区主任）：也会。专业人员也会有一定的情感卷入，既往的创伤也可能被这些事件激发出来，所以我们做好自我防护非常重要，这是危机干预工作必不可少的一部分。我们在现场工作的时候，每次工作完以后汇总讨论，其实都是在处理这些事情。

专业人员的稳定性、自我处理危机的能力，决定了你能够带给别人的稳定性和你处理别人危机的能力。这是相一致的。

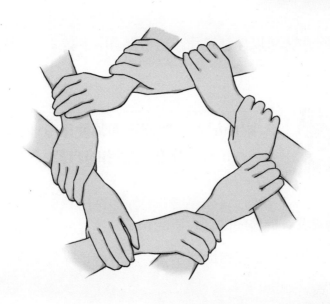

4. 对于所谓的 "逃跑者" 应该如何进行危机干预？

西英俊：SARS 和这次疫情有一个很大的共同点，就是信息给人们造成的恐慌。这是一个全民健康教育的过程。一些离开武汉的人是因为不了解疫情，回家过年。一些是带着惶恐的心态逃离武汉的，我认为这是可以理解的。这种情况引发了一些外地人对武汉人的一种偏见。整个社会对他们包容、接纳，才能让他们感到安全，才会让他们讲实情，得到及时的帮助和隔离，避免扩散。如果是民众间对抗，让武汉居民东躲西藏，风险更大。

这件事也在反映社会的成熟度，反映出大众的心态，是否宽容、包容，是不是真的众志成城地解决这个问题。实际上没有任何一个人可以保证说我在这一生当中不会摊上这样的事。

5. 媒体记者、心理咨询师使用专业技能，是不是个人情绪的自救？

隋双戈： 确实能降低自己的焦虑。这是一种自我效能感，发现自己还有用，能帮助到别人，本身就是降低焦虑、处理创伤的方式。

对其他行业的人也是，能帮助别人，就感觉好一点，或者自己去做有意义的事情，有很多好处。

6. 如何理解当前疫情下，心理援助志愿者多求助者少的现象？

眼下对新型冠状病毒肺炎病人的心理援助志愿者很多，但求助者少。会不会真正的心理问题高峰期还没有开始？

隋双戈： 社会心理援助，从什么时间节点都可以开始，只不过不同时期任务不一样。这次疫情结束后，各种支持、援助肯定要慢慢地撤回来，那时可能才是心理问题的真正高峰期。

像汶川地震，当时潮水般的人涌进来，一起抗震救灾时，大家其实都处在应激状态，很多东西是被压抑的，顾不上的。当生活回到正轨，应激状态消除，一些正常的反应就出来了，但这时的心理支持又没那么多了。一些人会变得抑郁，甚至可能出现自杀这样的极端状况。

我们现在所能做的，就是通过宣传科普，希望全社会都能吸取当年的经验、教训；通过为心理援助人员和机构提供培训、督导，救助当下，备战未来。

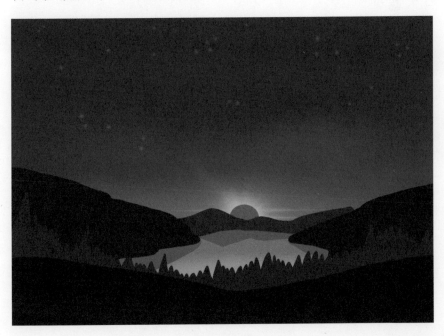

参考文献

［1］［美］玛莎·戴维斯.放松与减压手册［M］.宋苏晨译.
南京：译林出版社，2010.

［2］李凌江，于欣.创伤后应激障碍防治指南［M］.北京：
人民卫生出版社，2010.

［3］李凌江，陆林.精神病学［M］.3版.北京：人民卫生
出版社，2015.

［4］国家卫生健康委员会.新型冠状病毒肺炎疫情紧急心
理危机干预指导原则的通知［EB/OL］.［2020-01-27］.
http://www.nhc.gov.cn/jkj/s3577/202001/6adc08b966594
253b2b791be5c3b9467.shtml

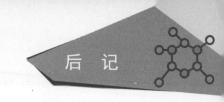
后 记

自新型冠状病毒肺炎疫情爆发以来，全国人民众志成城，共同防控疫情，但新型冠状病毒感染潜伏期长达2周，且传播速度很快，感染区域广，大家容易出现恐慌、焦虑不安等情绪反应。了解和学习重大突发疫情后心理干预的相关知识可以有效应对恐慌情绪，提升我们防控的战斗力。国家层面，也在第一时间响应社会对心理健康服务工作的需求。2020年1月26日，国家卫生健康委颁布了《新型冠状病毒感染的肺炎疫情紧急心理危机干预指导原则》，要求在精神卫生专业人员指导下实施心理危机干预。中华医学会精神医学分会也针对防疫一线医务工作者发布了心理调适建议。2020年2月3日下午，国家卫生健康委专门就疫情防控工作中心理社会服务工作召开新闻发布会。足以可见，疫情后心理危机干预工作的重要性。作为湖南省精神医学中心和国家精神心理疾病临床医学研究中心，充分发挥国家队的优势和影响，在当前状况下，需要培训更多有专业水准的精神心理专业人员，出品和传播有专业质量和权威的科普手册，缓解因疫情给大家带来的压力和情绪反应，提升心理免疫力。

感谢国家精神心理疾病临床医学研究中心精神应激研究团队组织全国心理危机干预的专家们，整理新型冠状病毒肺炎疫情相关信息，并给予心理健康知识专业解读。为了有效帮助大家精准地了解疫情后的心理防护，本书以知识点问答的形式展示给大家，尽量做到专业、有效和直观，帮助大家使用简单可操作的心理评估和自我干预方法。本书的另一个特点是从大众在社会中不同角色定位，在疫情中会面对的一些生活中的常见问题，给予精准的心理调适应对措施，期望阅读本书的读者都可以有所收获，战胜本次战役。

本次疫情虽然来势凶猛，但是全国上下团结一致，必定战胜病毒。在此，非常感谢国家精神心理疾病临床医学研究中心（中南大学湘雅二医院）精神应激研究团队、广州医科大学附属脑科医院（广州市惠爱医院）、深圳市春风应激干预服务中心、长沙市第一医院，中南大学湘雅二医院感染科等单位的专家，一起出品了这本《新型冠状病毒肺炎心理防护知识问答》，也希望为大家呈送一本安心手册，共同取得胜利！

立春了，春意盎然……

国家精神心理疾病临床医学研究中心主任

中华医学会精神医学分会副主委　　　　王小平　教授

于 2020 年 2 月 4 日　立春

图书在版编目（CIP）数据

新型冠状病毒肺炎心理防护知识问答 / 国家精神心理疾病临床医学研究中心等编.
-- 长沙 ：湖南科学技术出版社，2020.2
ISBN 978-7-5357-9905-0

Ⅰ．①新… Ⅱ．①国… Ⅲ．①日冕形病毒－病毒病－肺炎－心理疏导－问题解答
Ⅳ．①R395.6-44

中国版本图书馆 CIP 数据核字(2020)第 020748 号

XINXING GUANZHUANG BINGDU FEIYAN XINLI FANGHU ZHISHI WENDA
新型冠状病毒肺炎心理防护知识问答

　　　　编：国家精神心理疾病临床医学研究中心
　　　　　　湖南省精神医学中心
　　　　　　中南大学精神卫生研究所
　　　　　　精神应激研究团队
责任编辑：邹海心
文字编辑：唐艳辉
出版发行：湖南科学技术出版社
社　　址：长沙市湘雅路 276 号
　　　　　http://www.hnstp.com
邮购联系：0731-84375882
印　　刷：湖南凌宇纸品有限公司
　　　　　（印装质量问题请直接与本厂联系）
厂　　址：长沙市长沙县黄花镇黄花工业园
邮　　编：410137
版　　次：2020 年 2 月第 1 版
印　　次：2020 年 2 月第 1 次印刷
开　　本：710mm×1000mm 1/16
印　　张：4
字　　数：38000
书　　号：ISBN 978-7-5357-9905-0
定　　价：10.60 元
　　　　（版权所有 · 翻印必究）